Te $\overset{18}{}$
438

GUIDE

DE

LA SANTÉ

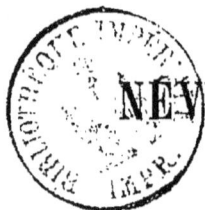 NÉVRALGIES. — MIGRAINE

NOUVELLE DÉCOUVERTE

BAUME VÉGÉTAL CONTRE LA BRULURE

PAR

LE Dᴿ GOLVIN

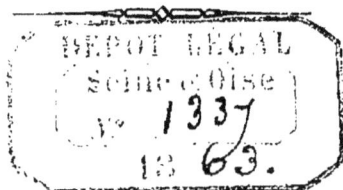
POISSY

IMPRIMERIE ET STÉRÉOTYPIE DE A. BOURET

16, RUE DES DAMES, 16.

1863

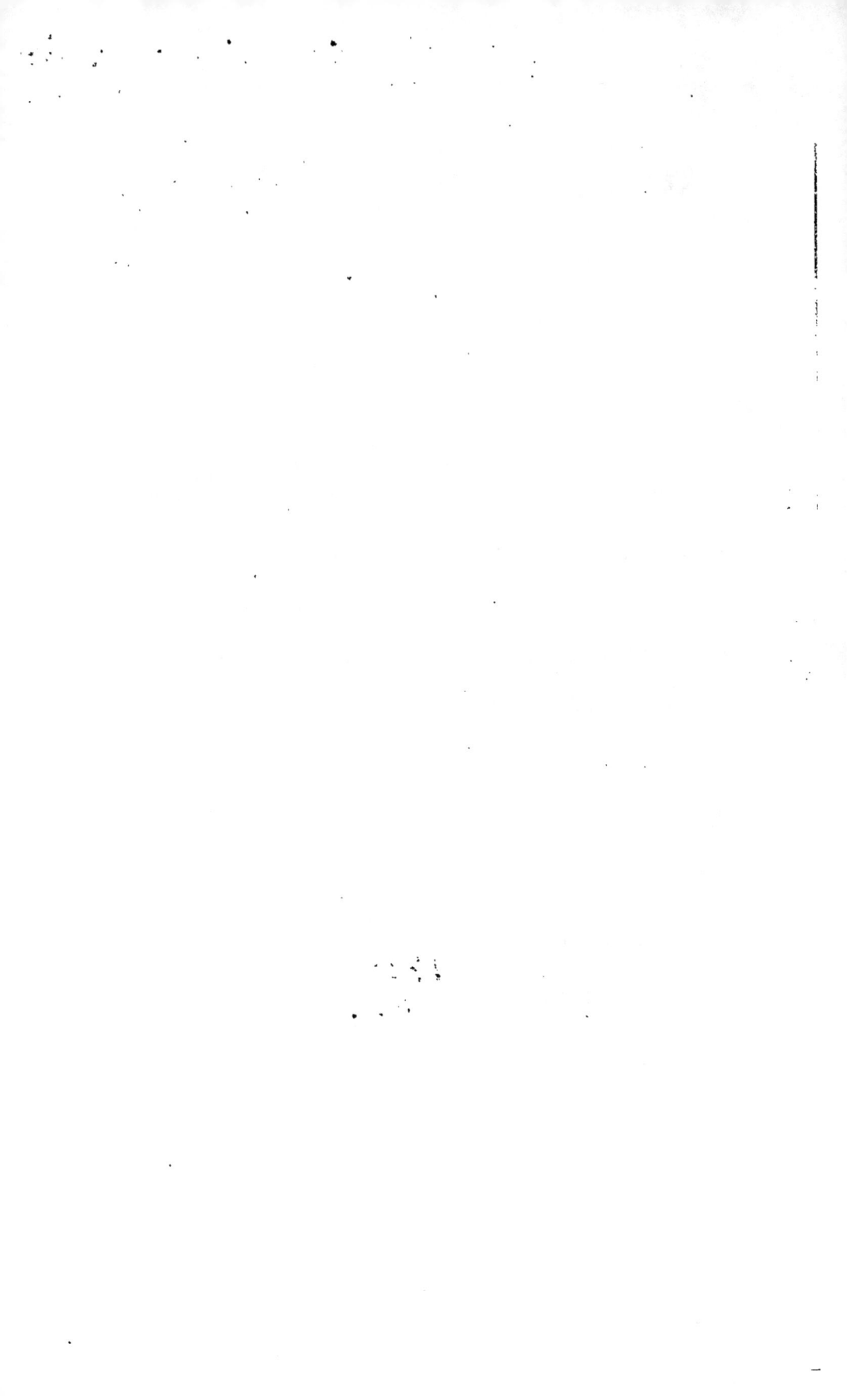

GUIDE DE LA SANTÉ

L'homme renferme deux substances : par l'une il vit ; par l'autre, il pense ; l'une est le centre des forces qui l'animent ; l'autre, le foyer de la pensée qui l'éclaire ; l'une crée sa vigueur ; l'autre fait naître ses sensations ; celle-là le rend l'égal des animaux ; celle-ci le fait roi de la nature. La science n'a pas encore su définir la nature de ces deux substances, et il ne nous est permis que d'en connaître le siége principal. L'estomac et le canal intestinal sont le siége, le centre, le foyer de l'un ; et le cerveau, le siége de l'autre, que l'on appelle, dans l'homme, du nom d'intelligence, et de celui d'instinct dans les animaux.

Il existe tant de rapports sympathiques entre ces deux portions de notre existence, que le malaise de l'une nécessite toujours le malaise de l'autre ; un vif chagrin vient-il affecter le système nerveux, les fonctions de la digestion se ralentissent, se troublent, et quelquefois se paralysent : nous repoussons le pain parce que nous sommes dans la douleur. L'estomac se sent-il embarrassé, le cerveau se ressent aussitôt de ce malaise ; la tête est lourde ; un violent mal de tête, ou une migraine plus violente encore se manifeste ; notre paupière s'appesantit, et notre intelligence est frappée de stupeur.

Les moyens d'atteindre le mal diffèrent selon les deux siéges qui le renferment. Un traitement doit être employé, quand c'est l'estomac qui paralyse l'intelligence, et un autre, quand c'est l'intelligence qui trouble les fonctions de l'estomac. Dans ce dernier cas, la voix d'un ami, les conseils de la sagesse, les consolations de la vertu, la vue du clocher du village qui nous a vus naître, les embrassements de famille sont souvent aussi puissants que tous les secours d'Épidaure ; et le Suisse, soldat mercenaire dans l'étranger, à qui les sons mélancoliques de la chanson de ses vallées ont enlevé la soif des combats et l'amour de la vie, se hâte de quitter la pompe des villes, qui ne ramène point le calme dans son cœur, et bientôt il se trouve tout entier à la vue de ses lacs, de sa chaumière, de ses neiges, de ses rochers, et de tous les objets de son amour.

Aussi ce n'est pas l'influence de la faculté intellectuelle qui va nous occuper, le commun des hommes la connaît aussi bien que nous; et le médecin qui envie au peuple tous les autres moyens de guérison, ne lui disputera pas sans doute l'art d'administrer celui-ci avec plus d'efficacité que lui. Mais comme, dans les indispositions qui ont leur siége partout ailleurs que dans l'intelligence, le peuple, privé de données suffisantes, se jette entre les bras des charlatans qui le rançonnent, ou de l'ignorance qui le perd, nous allons l'éclairer sur le véritable siége de toutes ses indispositions; et le mal, une fois découvert, sera à moitié vaincu.

L'illustre Cabanis, dans son beau *Traité des rapports du physique et du moral de l'homme*, a consacré cette distinction importante entre les mouvements qui dépendent des nerfs, organe de la sensibilité, et les mouvements involontaires qui résultent d'impressions reçues par les diverses parties dont les organes sont composés; et il a prouvé que toutes les idées et déterminations de la volonté ne viennent pas uniquement des sens, comme on le pensait d'après Locke et Condillac, mais que les impressions résultantes des fonctions de plusieurs organes internes y contribuent plus ou moins, et dans certains cas paraissent les produire exclusivement. C'est à ces impressions intérieures que se rapportent les diverses déterminations dont l'ensemble est désigné sous le nom d'instinct. « Il faut » considérer, dit Cabanis, le cerveau comme un organe » particulier, destiné spécialement à produire la pensée, » de même que l'estomac et les intestins à faire la diges- » tion, le foie à filtrer la bile, les parotides et les glandes » maxillaires et sublinguales à préparer les sucs salivai- » res. » L'ouvrage des *Rapports du physique et du moral de l'homme* est rempli de ces vues approfondies, de ces idées lumineuses qui en ont fait naître d'autres, et qui ont caractérisé l'écrivain penseur.

Suivant la doctrine de Bichat, qui atténue la puissance nerveuse, les viscères de la vie organique sont le siége exclusif des passions. Bichat développe sa théorie avec un art extrême ; il la présente sous toutes les formes, il l'appuie sur les raisonnements les plus spécieux. Les deux systèmes nerveux qu'il décrit isolément semblent entièrement indépendants l'un de l'autre. Tous ces aperçus sur le siége des passions et les fonctions du cerveau paraissent aussi justes qu'ingénieux ; cette distinction des deux vies, l'une de relation ou animale, l'autre intérieure ou organique, séduit l'esprit et frappe l'imagination. Cependant cette brillante théorie est démentie par les faits. Nous avons partagé l'erreur de Bichat jusqu'au moment où les belles expériences de Legallois ont dissipé l'illusion. Nous pensons donc que la vie organique est absolument indépendante du cerveau.

Malgré les expériences, nous sommes loin d'avoir des notions étendues et précises sur les facultés physiques du système nerveux ; malgré les travaux de Haller et de son école, malgré ceux de Bichat et de Legallois, nous ne possédons encore qu'un petit nombre de faits exacts et importants sur une question qui intéresse à tant d'égards.

Déjà l'on savait que les nerfs donnent à nos organes la sensibilité, et le mouvement à nos muscles ; que le cerveau paraît plus particulièrement destiné aux phénomènes intellectuels, le cervelet aux mouvements ; mais ce que l'on a ignoré le plus longtemps, c'est que la moelle de l'épine est la partie la plus utile du système nerveux.

Là se trouve le siége principal de la sensibilité et la source de tous nos mouvements ; là réside l'instinct supérieur qui nous porte à respirer, de sorte qu'à la rigueur, on pourrait vivre privé de cerveau et de cervelet ; mais la vie sans moelle épinière n'est plus possible un seul instant.

L'homme perdant tous les jours de sa substance, il faut qu'il la répare tous les jours. L'unique moyen de réparation qui dépende de lui, c'est l'alimentation ; la nature fait le reste.

L'organe destiné à une fonction si essentielle, doit jouir d'une haute importance dans le système ; aussi voyons-nous que toutes les parties de notre corps, qui cessent d'être en rapport avec lui, cessent en même temps de participer à la vie.

L'estomac est l'organe principal de la digestion; il reçoit le premier les aliments qui ont été mâchés, ramóllis, imprégnés de salive dans la bouche; et pendant le séjour que les aliments font dans sa cavité, il leur fait subir une première élaboration, celle du chyme. C'est un réservoir musculo-membraneux, contigu d'un côté à l'œsophage, de l'autre à l'intestin grêle, situé dans la région supérieure de l'abdomen, et occupant l'épigastre et une partie de l'hypocondre gauche. Il a la forme d'un cône recourbé sur sa longueur, et placé transversalement, de manière à ce que la grosse extrémité du cône soit à gauche, et la petite à droite. Le diaphragme et le foie lui correspondent supérieurement.

L'estomac, comme je l'ai dit, est l'organe principal de la digestion. C'est là que l'œsophage apporte les aliments, et où ceux-ci commencent à éprouver des changements, qui sont les premiers degrés de l'état dans lequel ils peuvent réparer le sang.

L'estomac n'opère pas l'animalisation entière de l'aliment; il ne fait que lui faire subir la chymification.

Le chyme formé dans ce viscère éprouve dans l'intestin duodénum une nouvelle élaboration, la chylification. Il y prend la forme dernière que doit recevoir de l'appareil digestif la partie nutritive des aliments; aussi ce duodénum a-t-il été regardé par quelques uns comme un second estomac.

La chymification a laissé beaucoup de choses obscures, et la chylification en laisse encore davantage. Ce qu'il y a de certain, c'est que les sucs biliaires et pancréatiques servent à cette dernière opération, et que la première apparence de chyle dans l'appareil digestif coïncide avec l'apparence de ces sucs. Mais ce qu'il importe de remarquer, c'est que l'influence de ces agents de la chylification n'est pas toute chimique, mais qu'elle dépend de la vitalité. Une passion, une douleur, troublent, en effet, cette seconde digestion, comme on la nomme, aussi bien que la première : ce qui n'arriverait pas si l'action de la bile et du suc pancréatique versé sur le chyme, était toute chimique.

Les phénomènes digestifs qui se passent dans l'intestin

grêle, canal fort long subséquent au duodénum, tendent à dépouiller la masse alimentaire de la partie chyleuse. Ce mouvement péristaltique consiste dans des contractions et ondulations graduelles des fibres circulaires qui existent dans les membranes musculeuses de l'intestin. Ces fibres se contractent successivement de haut en bas, de manière à faire cheminer la matière vers le gros intestin ; à mesure que la masse approche de ce dernier intestin, elle jaunit, durcit et acquiert de la fétidité.

Le chyle arrivé dans le sang, ne se change pas de suite en ce fluide : il lui faut un certain temps pour s'y assimiler. Aussi le reconnaît-on, quelque temps après, dans le sang d'une saignée.

Il faudrait ici entretenir nos lecteurs des phénomènes digestifs qui ont lieu dans l'intestin duodénum, de ceux qui se passent dans l'intestin grêle, et de ceux des gros intestins ou de la défécation. Si nous avions voulu parler longuement de toutes les hypothèses imaginées pour expliquer la chymification, il nous aurait fallu rappeler les expériences de Spallanzani, celles plus récentes encore de M. de Montègre ; mais ne sont-elle pas la plupart inadmissibles?

De nos jours on considère cette opération comme le résultat d'un grand nombre de causes : altération des alimens en eux-mêmes, influence de la chaleur du lieu, des mouvements oscillatoires de l'estomac, surtout des sucs versés par les parois de ce viscère ; de la salive, incorporée aux aliments, et avalée avec eux ; de l'air qui a été avalé, et qui agit ou par sa masse ou par un de ces principes composants, etc. Boërhaave professait que les aliments renfermés dans l'estomac comme dans un vase clos et chaud, éprouvaient un peu de fermentation et de putréfaction par la réaction seule de leurs principes composants, et qu'ensuite, par le concours des sucs salivaires œsophagiens, gastriques, qui leur étaient mêlés par le secours de l'air aspiré, de la chaleur développée dans l'organe, par l'influence des mouvements oscillatoires de l'estomac et de ceux que lui impriment les artères voisines et les muscles de la respiration, ils achevaient d'être chymifiés.

Dumas admet que les aliments éprouvent dans l'estomac un commencement de fermentation, afin que les principes qui les composent soient unis, comme on dit, en

chimie, à l'état naissant; mais que bientôt cette fermentation est bornée par l'action vitale de la chymification. Il
assigne comme causes coïncidentes de cette chymication,
la nature fermentescible des aliments, la facilité de leur
dissolution et décomposition, l'énergie active des dissol-
vants gastriques, la chaleur et l'humidité de l'estomac, le
mélange intime des sucs gastriques, l'introduction de l'air
avec les aliments, les mouvements de l'estomac et les contractions et dilatations alternatives de ses parois, ceux
que lui impriment les agents respiratoires et les artères
voisines, la puissance invisible de la vitalité.

La manière dont les aliments s'accumulent dans l'estomac, le séjour qu'ils y font, l'altération qu'il leur fait
éprouver, la manière dont il les pousse ensuite dans le
duodénum lorsqu'ils sont chymifiés, etc., tout cela cons-
titue un des actes les plus importants de la grande fonction digestive.

L'espace de temps de la fonction digestive dans l'estomac, quoiqu'on puisse le fixer, en général, à environ
quatre heures, est cependant relatif à diverses circonstances qu'il importe de signaler. Il dépend : 1° de la nature et de la qualité des aliments; plus ils sont faciles à
digérer, moins ils restent dans l'estomac; plus ils sont
durs et fibreux, plus le séjour dans ce viscère se prolonge :
la même proportion s'observe relativement à leur quantité; 2° de l'impression qu'ils font sur l'estomac : l'aliment qui plaît et qu'on désire se digère plus parfaitement
et plus promptement que tout autre; 3° de la préparation
qu'ils ont subie avant d'être ingérés : s'ils ont été assez
attendris par la coction ou la macération, et surtout s'ils
ont reçu un certain dégré d'assaisonnement nécessaire,
dans l'état où nous vivons aujourd'hui, pour réveiller
l'action de l'estomac, la digestion en est plus rapide; 4° du
genre d'exercice ou d'occupation à laquelle on se livre
après le repas : le travail du cabinet et les passions ralentissent ou suspendent la digestion; lorsqu'on a pris peu
d'aliments, il est utile d'imiter la conduite des animaux
qu'un instinct naturel portent alors au repos : l'exercice,
au contraire, est utile pour prévenir les inconvénients qui
pourraient résulter d'aliments pris à l'excès; 5° de l'état
du pylore : les aliments sortent plus ou moins rapidement
de l'estomac, suivant que cette ouverture est plus ou moins

dilatée ; 6° enfin de l'âge, du sexe, du climat, des saisons et des habitudes.

Nous n'avons pu donner ici qu'une exposition succincte de la digestion, de cette fonction complexe qui embrasse et emploie dans sa généralité d'autres fonctions, comme des sensations tant externes qu'internes, des actions musculaires, des sécrétions, etc. L'importance de l'absorption dans l'économie est extrême, 1° en ce qu'elle fournit l'élément réparateur du fluide qui nourrit tous les organes du sang, et que, sous ce rapport, elle tient toutes les fonctions sous sa dépendance ; qui ne sait pas que de mauvaises digestions amènent un état cachectique ; que de bonnes digestions, au contraire, remontent une constitution usée ? 2° parce qu'elle envoie sympathiquement, pendant qu'elle s'opère, des forces dans toute l'économie, et semble être ainsi un point d'appui pour toutes les fonctions ; on a vu en effet la faiblesse disparaître bien avant la chylification ; 3° parce qu'elle entraîne, pendant sa durée, des directions diverses de la sensibilité, qui est tour à tour concentrée sur son appareil, ou disséminée dans tout l'organisme. D'un autre côté, cette fonction, quoique capitale, est subordonnée, comme toute autre, aux deux conditions qui président partout, dans notre machine, à l'entretien de la vie : 1° à l'arrivée d'un sang propre à entretenir la vie ; sous ce rapport, elle est dépendante de la circulation qui lui apporte ce sang, de la respiration qui le vivifie, des sécrétions qui le dépurent, de l'absorption qui concourt avec elle à son renouvellement ; et 2° à une influence du système nerveux, soit que directe, elle consiste en des sensations ou actions musculaires qu'elle emploie dans sa généralité, comme gustation, mastication, déglutition, défécation ; soit qu'indirecte, cette influence nerveuse tienne à celle qu'elle a sur la circulation, la respiration, et dont la digestion est à son tour dépendante. C'est ainsi que, dans les fonctions de l'homme, tout ramène à cette réciprocité, à ce *consensus* d'Hippocrate, à ce cercle où le père de la médecine ne pouvait trouver ni commencement ni fin.

La plupart des maladies de l'estomac proviennent de la quantité et de la nature des aliments, et du séjour plus ou moins long qu'ils font dans ce viscère, ainsi que des boissons dont on fait usage. Comme ces maladies influent, par

1.

la mauvaise chymification dont elles sont la cause, sur toute l'économie, il importe de les prévenir ; et lorsqu'elles se sont déclarées, de prendre des mesures pour leur curation. Le moyen de les prévenir, c'est de n'user que d'aliments sains et de facile digestion, tels que les plantes potagères, les viandes bien cuites ou bien macérées ; d'éviter tout excès dans l'usage de ces mêmes aliments ; de ne faire usage que de boissons qui aident à la force digestive de l'organe ; de s'interdire toutes celles dont l'effet est d'en affaiblir l'énergie par l'excès d'action qu'elles lui communiquent : telles sont, en général, celles qui, comme les liqueurs, contiennent beaucoup d'esprit de vin.

La digestion est donc l'ingestion des aliments dans l'appareil digestif et leur élaboration dans cet appareil, de manière qu'une partie transformée en un suc réparateur, va renouveler immédiatement le sang et les organes, tandis que l'autre est dépouillée de tout principe propre à être assimilé.

Qu'un malade se soit livré à une grande prostration des forces vitales, après avoir passé subitement du chaud à une atmosphère glaciale, on lui dit que la cause de sa maladie est une sueur rentrée ; quand la chute d'un corps pesant a ébranlé vivement une partie de sa charpente, l'a plongé dans le délire et dans les souffrances les plus aigües, on regarde ce coup comme la cause de sa maladie ; enfin dans tous les dérangements qui l'abattent, on ne manque pas de trouver la cause de ses affections intérieures dans un événement extérieur.

Cette persuasion ne nous paraîtrait que ridicule, si elle n'influait sur la pensée, et si elle n'entretenait des conséquences fâcheuses ; ceux qui sont habitués à raisonner de la sorte ne manquent pas de trouver la cause ou le siége de nos douleurs dans les différentes parties des organes qui en donnent des symptômes, plus ou moins exclusivement. Ainsi, qu'il nous survienne une ophthalmie, une surdité, un accès de goutte, une rétention d'urine, etc., la cause et le vrai siége sont dans l'œil, dans l'organe de l'ouïe, dans la jambe, dans les reins, etc., et l'on dirige alors les moyens de guérison vers ces prétendus siéges de la maladie. Le public juge bientôt du succès de ces fatales méprises.

Certes, comment la nature qui se montre partout si

conséquente, si bonne, si ingénieuse et si simple dans ses moyens, comment la nature pourrait-elle échapper au juste reproche d'une déraison impardonnable, si elle avait mis la cause de nos maladies dans tout autre foyer, de sorte qu'il nous fût impossible de l'attaquer dans les viscères abdominaux? N'est-ce pas là, en effet, le seul organe que soit, si je puis m'exprimer ainsi, perméable à nos efforts? Pouvons-nous arriver à toute autre partie de nous même, par une autre voie que par celle que nous montre la nature? Nous est-il donné d'arriver à un des tissus intérieurs sans rompre le tissu extérieur et par là de traiter un mal sans faire une nouvelle blessure! Et quand c'est un des organes principaux et essentiels de la vie qui se trouve affecté, tels que le cœur, le cerveau, les poumons, etc.; pouvons-nous les atteindre par une autre voie que le canal alimentaire, sans mettre plus ou moins la vie en danger?

Or, il n'y a en ceci de nouveau que les moyens curatifs, que nous nous empressons d'offrir à la santé des malades, et dont nous n'hésitons pas de proclamer les vertus conservatrices, parce que, parfaitement éclairés par une expérience plus raisonnée et établie sur des faits mieux coordonnés, nous en avons reconnu de plus en plus la haute importance et l'incontestable efficacité, et que les bénédictions du pauvre comme celles du riche, sont venues encourager notre entreprise.

Nous disons donc que le principe de nos maladies a essentiellement son siége dans le canal intestinal et que c'est là que les moyens curatifs doivent l'attaquer.

On se demandera, peut-être, ce que c'est que ce principe, et en quoi il consiste. Bien des médecins se sont adressé une pareille demande, et, à force de mots, ils ont cru, ou ils ont feint de croire qu'ils avaient défini la chose.

Cependant, en dépit de leurs doctes systèmes, il n'est pas moins vrai que ce principe a toujours échappé à l'analyse, et que nos yeux ne sauraient l'atteindre dans les régions intérieures où il est placé; c'est un secret dont la nature n'a pas encore voulu se départir, et dont elle s'est contentée de nous révéler l'existence et le siége. Elle nous a dit : *Qu'il vous suffise de pouvoir le dominer; il vous est défendu de le connaître : les lumières de la vérité ne sont pas toutes accessibles aux regards des mortels.*

Ainsi, nous ne nous arrêterons pas à développer l'opinion de ceux qui ont appelé ce principe, humeurs. Ce terme peut représenter une foule de choses non morbifiques, si l'on s'arrête à sa première signification. Les latins nommaient *humores*, l'humidité du sol et la sève des plantes ; et certes, il est nécessaire à notre organisation qu'il y ait dans nos fluides de telles humeurs et des parties aqueuses.

D'autres ont appelé le principe morbifique, sérosité humorale. Le mot seul est changé ; la pensée reste toujours défectueuse.

Quant à nous, nous diviserons les substances dont se compose notre économie en deux espèces : en solides et en liquides. Les solides, tels que les os, les muscles et les nerfs, servent à soutenir la charpente du corps, à opérer les mouvements de la sensation et ceux de locomotion.

Les liquides servent à réparer, par leur circulation, les altérations, les pertes des solides. Ils se subdivisent en deux classes : les humeurs et le sang. Le sang est le liquide qui circule dans les veines et les artères, et tous les autres liquides composent ensemble les humeurs.

On n'a jamais nié que le principe des maladies ne siégeât dans les liquides, pris dans l'acception générale du mot. Car, si nos solides souffrent, c'est évidemment parce qu'ils ne reçoivent plus, dans la même intégrité, les sucs réparateurs qui les empêchaient de souffrir quelques instants auparavant. En effet, comment pourrait-on en expliquer le changement, si ce n'est en admettant que ces solides ont un trop plein qui les fatigue, ou un trop peu qui les épuise, et que les liquides seuls leur ont fait subir cet état lorsque leur source commune s'est trouvée corrompue ou tarie ?

Ce n'est point ainsi que se conduisirent les premiers maîtres de l'art que nous professons. Ils observèrent les maladies, ils notèrent les effets des traitements qu'ils avaient employés, et parvinrent par là à rejeter les uns, et à constater l'efficacité des autres. Telle est aussi notre méthode ; et afin que nos lecteurs puissent juger par eux-mêmes de la vérité de nos assertions et de la futilité des raisons de nos adversaires, nous devons les éclairer sur les principes que l'analyse à découverts dans les humeurs et dans le sang, leur expliquer la formation de ces liquides, et les préparer par là aux développements des raisons qui établissent avec succès l'évidence de notre système curatif, c'est-à-dire, la puissance des dépuratifs sur l'économie animale.

Les humeurs qui doivent se présenter les premières à notre observation sont celles que produit immédiatement la digestion : tous les autres liquides en tirent leur origine.

Enfin viennent les humeurs élaborées et extraites du sang par les glandes, organes sécréteurs les plus complexes de l'économie animale, telles que les larmes sécrétées par une glande située à la face interne de la cavité de l'orbite de l'œil, et destinées à entretenir la lucidité de cet organe; la salive, humeur sécrétée par dix glandes, placées dans le voisinage de la bouche, et destinées aux fonctions de la mastication et à disposer les aliments triturés à subir des modifications diverses dans le canal alimentaire; le suc pancréatique, destiné à délayer le chyme, et à le disposer à se changer en chyle; enfin, l'urine, sécrétée par les reins, et destinée à épurer, à rejeter au dehors le produit de cette épuration particulière, qui joue un si grand rôle dans les différentes affections morbifiques. Telles sont les humeurs principales qui circulent dans notre corps. Tous les siècles n'ont pas suivi cette classification. Nous nous garderons bien d'exposer aux yeux de nos lecteurs les théories, les chimériques systèmes que l'imagination a enfantés à ce sujet, et que l'on doit plutôt vouer à l'oubli des hommes.

Nous avons voulu seulement leur faire comprendre comment les humeurs proviennent, soit médiatement, soit immédiatement, de l'organe destiné à la digestion. Elles ne s'altèrent que parce que les fonctions digestives ont subi des altérations; et, pour leur rendre leur intégrité primitive, il faut attaquer le mal dans son foyer.

Quoi qu'il en soit de toutes ces théories, il n'en est pas moins vrai que ceux d'entre ces auteurs qui, abandonnant la méthode sanguinaire, qui consiste à violer les canaux par lesquels circule le véhicule de la vie, et à faire jaillir le sang des veines d'un homme vivant, ont dirigé leurs moyens thérapeutiques contre le foyer où viennent s'élaborer les premiers matériaux de ces humeurs, c'est-à-dire, ont fait évacuer au canal alimentaire, ce véritable laboratoire du corps humain, les embarras, les sucs viciés qu'un accident quelconque y entassait, et où les humeurs s'imprégnaient de qualités morbides; il n'en est pas moins vrai, dis-je, que ces hommes ont été des bienfaiteurs du genre humain. Nos connaissances modernes en physiologie et en chimie, tout en atténuant leurs systèmes, ne font qu'ajouter à la gloire de leurs moyens de guérison, et nous ramènent, malgré nous, à leur méthode curative.

Le dépuratif que nous désignons à l'attention de nos malades intéresse particulièrement la surface muqueuse des intestins grêles et des nombreuses glandes qui y sont répandues; de là une grande sérosité, des matières mucosoglaireuses sont le produit de cette action, et se trouvent abondamment mêlées aux autres sécrétions abdominales, dont ils provoquent l'expulsion. Par suite, les puissances sympathiques qui unissent le canal intestinal aux autres organes, et par la commotion physique qui résulte de ce dépuratif, tous les appareils organiques sont influencés, la circulation est accélérée, la sécrétion des urines est ordinairement plus abondante, la température de la peau s'élève sensiblement; bientôt ces phénomènes se ralentissent, et le calme ne tarde point à reparaître, accompagné d'un affaissement des forces physiques et morales, proportionné à la secousse, mais qu'un simple bouillon gras peut dissiper.

Nous ne craignons pas de dire (notre expérience nous l'a si souvent confirmé) que l'administration répétée de nos pilules dépuratives est un des plus puissants moyens qui soient offerts à l'art pour combattre, en général, les affections maladives du genre chronique; c'est même le seul qui offre des résultats aussi satisfaisants que nombreux, si l'on considère avec impartialité l'influence des autres méthodes de guérison.

Hippocrate, Galien, Celse, Sthal, Sydenham, etc., ont célébré l'efficacité des dépuratifs semblables à ceux que nous employons.

Lorsque les influences délétères ont provoqué la formation des humeurs morbides, que l'atonie glaireuse affecte les voies digestives, que les canaux biliaires sont engorgés, enfin, lorsque l'organisme tombe dans un état d'affaissement dont il ne se relèverait que par des secousses plus ou moins dangereuses, rien n'est mieux démontré qu'il est urgent de désobstruer le canal alimentaire, afin que toutes les fonctions des organes reprennent leur salutaire activité.

L'emploi d'un dépuratif n'excite aucune secousse quand c'est une main dirigée par la conscience comme par les principes de l'art qui en a combiné les substances. Tel est l'avantage de nos pilules dépuratives, dont la confection, objet de notre surveillance, est encore dirigée par un pharmacien des plus consciencieux. Nous ne craignons pas d'assurer qu'un prompt succès en couronne l'usage quand elles sont administrées selon le mode d'emploi placé à la fin de cette petite brochure.

Dans tous les siècles, une foule de praticiens se sont montrés partisans de la doctrine qui place le siége des maladies dans le sang. Cette doctrine est d'une application si facile, il est si simple de tirer deux ou trois palettes de sang d'un malade, et de laisser ensuite à la nature le soin de remplacer, avec bien de la peine pourtant, la perte d'un liquide qu'elle avait mis tant de temps à élaborer, que l'engouement pour cette théorie n'a rien d'étonnant aux yeux de l'homme qui connaît un peu la légèreté de quelques dispensateurs de la santé.

Rien n'est plus facile que de réfuter cette doctrine, et il n'est pas de tâche plus honorable pour le médecin ami de l'humanité. Or, pour mettre plus de clarté dans notre démonstration, nous prétendons d'abord que le siége des maladies n'est pas dans le sang; ensuite, que quand même il serait prouvé que le siége des maladies fût dans le sang, la saignée n'en devrait pas moins être infructueuse, et partant rejetée le plus souvent de la classe des moyens curatifs ordinaires.

D'abord, le siége des maladies n'est pas dans le sang. 1º Si le siége des maladies était dans le sang, comme il est mathématiquement démontré que ce fluide circule dans tous nos membres, et qu'il se rend du centre aux extrémités, et des extrémités au centre, il s'ensuivrait que, dans toutes les maladies, toutes les surfaces de notre corps devraient éprouver les mêmes douleurs ; car, recevant toutes également un liquide dépositaire du principe morbifique, comment l'une pourrait-elle en éprouver les effets sans que l'autre les éprouvât de même? L'expérience démontre le contraire, et le plus souvent il arrive qu'une ou deux parties de notre corps sont le centre unique des douleurs.

2o Nous pourrions demander aux praticiens saignant : Qui vous a dit que le siége des maladies est dans le sang? Vous qui avez vu en tant de circonstances différentes le sang humain couler à vos pieds, avez-vous observé quelques différences essentielles entre le sang d'un homme légèrement indisposé et celui d'un homme atteint mortellement? Il n'est aucune différence que vous puissiez nous indiquer, et tous les efforts de l'analyse n'ont pas été plus heureux que vous. On a remarqué des différences dans la circulation et dans quelques propriétés accessoires; mais, dans toutes les circonstances morbifiques, le sang a toujours présenté les mêmes principes constitutifs.

S'il arrivait que le sang fût corrompu, aucun de nos remèdes ne pourrait lui rendre son intégrité primitive et retarder l'instant de la mort. Le sang, chez les anciens, c'était la vie, et cette pensée, réduite à la plus simple expression, n'est que l'aveu d'une vérité que les siècles n'ont cessé de proclamer. La vie est dissoute lorsque le sang est décomposé, et comme les prodiges même de l'art ne sauraient rallumer le flambeau de la vie, il s'ensuit que le sang ne saurait reprendre ses propriétés à l'aide de nos secours.

Deyeux et le célèbre Parmentier ont soumis à l'analyse du sang qu'ils avaient retiré des veines du bras de divers malades, affectés de fièvres adynamiques, et leurs recherches n'ont obtenu aucun résultat satisfaisant qui ait servi à prouver que cet état morbifique eût altéré le sang de ces malades. Une foule d'autres essais ont été aussi infructueux; le changement peu essentiel que le sang peut éprouver pendant le cours de quelques maladies est un phénomène vital qui se refusera toujours aux investigations de la chimie. Que nous servirait, en effet, de citer les petites modifications remarquées encore par Deyeux et Parmentier dans le sang de deux scorbutiques; par M. Richerand, dans le sang d'un vieillard attaqué d'un ulcère rongeant et variqueux; par Bichat, dans les veines d'un cadavre à l'Hôtel-Dieu?

Toutes ces modifications, bien peu précises, quand même elles ne pourraient pas être attribuées à une putréfaction opérée subitement par le contact de l'air atmosphérique, quand même elles n'auraient pas été remarquées dans le sang des cadavres ou d'individus bien près de le devenir, ces modifications ne prouveraient pas encore que le siége des maladies est dans le sang. On pourrait toujours répondre que ces altérations du sang sont l'effet et non la cause de la maladie ; que la cause commune est dans la source où le sang puise ses aliments, et la question resterait dans toute son incertitude.

Je dis, en second lieu, que, dans la supposition que le siége des maladies fût dans le sang, ce ne serait pas par la saignée que l'on pourrait rendre la santé à un malade.

Je n'entrerai pas dans le détail des cas nombreux où les partisans de la saignée en défendent avec rigueur l'application ; je me garderai bien d'énumérer les cas, plus nombreux encore, où la perte factice du sang entraîne la perte de la vie ; je me contenterai d'une seule comparaison qui doit résoudre, je pense, la deuxième question que je me suis posée. Lorsqu'un terrain se trouve épuisé, et que le bras de l'agriculteur, en le retournant, ne peut plus lui rendre sa fécondité première, l'engraisse-t-il, ce champ en enlevant une partie de sa substance? Emporte-t-il une quantité considérable de terre dans l'espoir que le reste, livré à ses propres forces, recouvrera sa vigueur et sa fécondité? Il ne serait pas si sot : il ajoute et n'enlève rien ; il sait que le terrain a perdu de ses sucs nourriciers, il tâche de lui en donner d'autres, et les engrais dont il couvre sa surface ne manquent pas de répondre à ses vœux! Eh bien! dans cette seconde supposition, ce terrain serait votre sang frappé d'épuisement, et cela dans tous les canaux par lesquels il circule : ce n'est point la portion seule viciée que la saignée enlève (qui vous l'aurait révélé ainsi?), c'est toute la masse. Ainsi, en vous dépouillant d'une quantité quelconque de votre sang, vous n'aurez point purifié le reste : vous vous serez appauvri, vous n'aurez rien réparé, vous aurez diminué vos forces déjà délabrées, vous aurez dérobé au foyer de la vie un reste de chaleur dont ce liquide est le conducteur le plus incontestable. Malheureux! qu'avez-vous à attendre de votre témérité?... des regrets et des réflexions pénibles!

Il doit être démontré, pour un esprit raisonnable, que, tout en supposant que le sang soit le siége de la maladie, la saignée ne réparerait rien, qu'elle ne saurait enlever le principe morbifique qu'en enlevant toute la masse du sang, ou, en d'autres termes, en arrachant la vie.

Qui ne s'étonnerait, après ce que nous venons de dire,

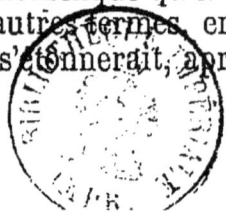

qu'un principe aussi nuisible à l'espèce humaine ait reçu
tant d'applications exagérées?

Les personnes instruites n'ignorent point que le spirituel
Guy-Patin ne put se défendre de cette contagion ; qu'il sai-
gnait comme les autres, et prescrivait sept saignées par an
aux personnes même que leur bonne santé semblait devoir mettre à l'abri d'un pareil système.

Louis XIII, enfant, fut saigné quarante fois dans une
année ; et n'est-ce pas peut-être à cet abus funeste de la
saignée qu'il fut redevable de ce tempérament valétudi-
naire, et de cette faiblesse d'esprit qui le rendit l'esclave
timide et inquiet de Richelieu, dont un seul regard du
tout puissant Louis XIV aurait abattu le despotisme? On
sait que Fagon, médecin de ce monarque, le purgeait très-
fréquemment, et que c'est ce nom de Fagon qui a été
transformé en celui de Purgon par Molière. Ces purgations
ont-elles nui au grand caractère de Louis XIV?

Le savant Bosquillon aussi n'était-il pas un médecin saignant à l'excès? L'observation journalière n'est-elle pas
devenue la censure clinique de cette pratique? Quel était le
résultat de ces saignées immodérées à l'Hôtel-Dieu? Des
guérisons moins fréquentes et des convalescences plus
longues dans les salles dont la guérison médicale était
confiée à ce professeur, dont l'érudition était trop systéma-
tique. Un appareil de science devrait-il donc nuire au sens
commun?

Les dangers de cette pratique avaient été prévus par le
grand Hippocrate ; il nous enseigne que l'impuissance virile
était une maladie particulière aux habitants de la Scythie,
parce que ces peuples, encore sauvages, étaient dans la
funeste habitude de se faire inciser l'artère temporale pour
se soulager de leurs fatigues et de leurs courses.

Il faut donc se bien persuader que le sang est la partie la
plus pure de notre corps ; que c'est le résultat de toutes les
élaborations des voies digestives, des ventricules du cœur
et des fonctions de l'organe pulmonaire ; que c'est enfin
une chair coulante, pour me servir de l'expression pitto-
resque d'un célèbre physiologiste, et alors on cherchera à
le calmer, et non à l'enlever à notre existence.

Tissot fait mention de vingt saignées pratiquées dans
l'espace de deux jours. Mais cela prouve, ajoute le fameux
praticien de Lausanne, que le chirurgien était un ignorant,

et que la bonne constitution du sujet avait résisté à la maladie et au traitement.

Parmi les nombreux disciples du professeur Broussais, combien ont adopté ses erreurs, sans être doués de son talent et de sa brillante élocution! combien ont pu se laisser entraîner à des erreurs graves, effrayantes, pour avoir suivi à la rigueur les conséquences de son système!

Amis de l'humanité, mus par un sentiment conservateur, nous ne cesserons de nous écrier : Ce n'est point en épuisant le principe vital par des saignées de toutes sortes, c'est en faisant disparaître les obstacles qui gêneraient sa marche qu'on peut prolonger l'existence de l'homme.

La dépuration est ici indiquée comme étant l'unique moyen pour prolonger sûrement la vie humaine.

Les dépuratifs doivent être employés avec assurance, avec confiance, et administrés plusieurs jours de suite pour en obtenir un bon résultat. En général, plus on met de hardiesse et d'activité dans leur emploi, plus on assure le succès du traitement. Et, chose remarquable, qui prouve bien que la dépuration est parfaitement en harmonie avec les actes vitaux et le travail de nutrition, c'est que les forces se relèvent sous l'influence des dépuratifs, l'embonpoint revient ainsi que la fraîcheur et tous les autres signes de la santé.

Je pourrais citer ici des centaines de cures opérées par les dépuratifs sur des malades condamnés et abandonnés, mais je me bornerai aux quelques indications suivantes :

M. GODET (Julien), fermier à Cormeille-en-Vexin, canton de Marines (Seine-et-Oise), carie et déformation vertébrales (mal de Pott.).

M. QUENNEVILLE (Jacques), pilote à Poses par le Vaudreuille (Eure); son enfant atteint de la scrufule avec exostose au pied droit.

Madame HALEITZ, blanchisseuse de fin, rue Saint-Maur 184, à Paris, affection chronique du foie avec complication de douleurs névralgiques.

M. POULAILLER, percepteur à Pacy-sur-Eure (Eure); une de ses demoiselles, mariée, catarrhe pulmonaire chronique.

M. ROUILLON (Auguste), cultivateur à Andrésy, près Poissy (Seine-et-Oise), rhumatisme goutteux passé à l'état chronique.

Madame FOUQUE (Alexis), à Andrésy, goutte rétrocédée.

M. HAUDUCOEUR, menuisier à Andrésy, gastralgie chronique.

M. FOUQUE (Victor), jardinier à Andrésy, chez M. Fauvel, avocat à la cour Impériale de Paris; son épouse, névrose (maladie nerveuse) ayant résisté à toutes autres médications, même à Paris.

M. B***, propriétaire à Andrésy, catarrhe pulmonaire chronique; vésicatoire depuis vingt ans.

M. GOSSELIN, grainetier à Andrésy, gastrite chronique compliquée de péritonite.

M. GOSSELIN (Auguste), propriétaire à Andrésy; son épouse, atteinte d'une dartre rongeante occupant tout le bas de la jambe et le dessus du pied. Cette affection avait résisté à toutes autres médications.

M. CHARDON, maçon à Andrésy; sa demoiselle, atteinte d'une blépharite scrofuleuse, ayant résisté à toutes autres médications, même à Paris.

M. DEMARINE (Joseph), cultivateur à Andrésy, vieux ulcère à la jambe.

M. VALIN (Barthélemy) fils, propriétaire à Andrésy; son épouse, atteinte d'une névralgie faciale ayant résisté à toutes autres médications, même à l'extraction de plusieurs dents.

Madame GATEAU, propriétaire à Pontoise, (Seine-et-Oise), rue Saint-Martin 37, névralgie sciatique.

M. D***, avocat à la cour Impériale de Paris, rue Rivoli 57, catarrhe pulmonaire chronique.

M. SEVESTRE, rentier à Cergy par Pontoise (Seine-et-Oise), rhumatisme goutteux.

Madame SEVESTRE, épouse du précédent, catarrhe pulmonaire chronique; un vésicatoire depuis quinze ans.

M. FAROT (Jean-Pierre), à Cergy, tumeur cancéreuse sur la clavicule gauche.

M. CAFFIN (Jean-Louis), rentier à Cergy, écoulement chronique aux oreilles (humeurs froides).

M. CAFFIN (Émile), propriétaire à Cergy, affection dartreuse.

Madame LAMY, propriétaire à Cergy, ulcère chronique à la jambe.

M. MOREAU (Léchaudé), laitier à Cergy; son fils aîné, atteint d'une laryngite chronique.

M. GLOGÉ, bourrelier à Neuville, commune d'Éragny (Seine-et-Oise), variole confluente (petite vérole).

M. TEXIER (Louis-Antoine), propriétaire à Carrière-sous-Poissy (Seine-et-Oise); son fils, phthisie pulmonaire; il était couvert de vésicatoires.

M. THOMAS (Auguste), propriétaire à Maurecourt (Seine-et-Oise); son fils aîné, phthisie pulmonaire.

M. RACINE, fermier à Belle-Fontaine de Maurecourt; son épouse, catarrhe bronchique.

M. RACINE fils, à Hautil-sur-Triel; son épouse, fièvre intermittente pernicieuse; ses médecins l'avaient envoyée à Versailles dan l'intention de la guérir; la médication qu'elle suivit n'a eu aucun succès.

Madame THUBEUF, au même lieu, paralysie de tout un côté,

M. SERRIER, cordonnier à Cergy; son épouse, fausse ankilose au genou.

M. ROUSSELIN fils, pilote à Poses (Eure), bronchite capillaire.

Madame FOUQUE (Victor), rentière à Maurecourt, constipation des plus opiniâtres.

M. D*** fils, serrurier et musicien à Verneuil (Seine-et-Oise), affection du cœur ayant résisté à toutes autres médications, même à Paris.

M. ARMERY-COULON, propriétaire à Chanteloup (Seine-et-Oise), névralgie sciatique; sa cuisse était couverte de vésicatoires.

M. CAILLÉ fils, cultivateur à Jouy-le-Moutier (Seine-et-Oise), catarrhe pulmonaire chronique.

M. CHARPENTIER fils, aubergiste à Lavacour, commune de Moisson par Bonnières (Seine-et-Oise), amaigrissement extrême de tout le côté gauche du corps, survenu à la suite d'une entorse à l'articulation tarsienne (du pied), qui datait depuis cinq ans.

M. HÉDOIN, marchand de vin à l'écluse de Pontoise, phthisie pulmonaire.

M. CARTRY (Jean-Louis), propriétaire à Cergy; sa demoiselle, atteinte d'une blépharite scrofuleuse (mal d'yeux), ayant résisté à toutes autres médications, même de Paris.

M. VASSELIN, gendarme à Bougival près Saint-Germain-en-Laye (Seine-et-Oise), phthisie pulmonaire.

M. J***, avocat anglais, phlegmon diffus à la jambe et épilepsie (haut mal ou mal caduc); pas de crise depuis quatre ans.

Madame BOUILLAND, à Frémécourt, éruption érysipélateuse à la face.

M. HUAND-CHARPENTIER, épicier à Mantes (Seine-et-Oise), constipation très-opiniâtre avec hémoptysie.

M. ASNIÈRE fils, charron à Orgeval près Saint-Germain, bronchite chronique.

M. PONCET fils, peintre à Andrésy, affection vernineuse (vers).

M. QUENNEVILLE (Cadet), pilote à Poses (Eure); sa demoiselle, un bras paralysé.

M. GAMBLIN, marinier du nord; son épouse, atteinte d'asthme compliqué, de catarrhe et d'emphysème pulmonaire.

M. GUILLAIN, marinier du nord; son fils, catarrhe pulmonaire chronique.

M. HALEITZ fils, sculpteur, faubourg du Temple 84, à Paris, affection lymphatique.

M. HEURTIN, à la Vallée-de-Jouy; son fils, âgé de dix ans, tumeur blanche survenue à la suite d'une entorse à l'articulation tarsienne.

Madame NOYER, à Villers-en-Arthies, migraine très-intense.

M. l'Instituteur communal, à Rosny-sur-Seine (Seine-et-Oise); sa demoiselle, mouvements spasmodiques causés par des ascarides.

Madame B***, à Chérence, affection leucorrhéique.

Madame CALIPPE, quai d'Ivry, gare prolongée, à Paris, douleurs générales ayant résisté à toutes autres médications.

M. DUVIVIER, charcutier à Mantes; son épouse, atteinte d'une névralgie générale.

M. LAPORTE, à Mantes; son fils, tumeur viscérale et hydropisie (ascite).

Ces quelques cures prouvent assez que la médication dépurative est en même temps curative et au-dessus de toute autre médication. Afin de satisfaire aux besoins des malades, et dans leur intérêt, j'ai fait préparer des pilules qui portent mon nom : PILULES DÉPURATIVES DE GOLVIN. Ces pilules sont préparées à la pharmacie Fleury, à Pontoise (Seine-et-Oise).

La boîte de 20 pilules se vend 2 fr., et la boîte de 40 pilules se vend 4 fr., y compris la petite brochure qui doit accompagner chaque boîte.

DOULEURS NÉVRALGIQUES. — MIGRAINE.

La névralgie est une douleur extrêmement vive, fixée sur un tronc ou une branche de nerf, se propageant sur leurs diverses ramifications, les parcourant avec rapidité, et se faisant sentir successivement dans les unes et les autres, dans toutes ensemble ou dans un ou deux filaments seulement. La douleur névralgique offre des variétés nombreuses : tantôt elle consiste en un froid glacial, une chaleur brûlante, un engourdissement pénible, des erreurs de tact ou une espèce de commotion électrique; tantôt elle fait éprouver une sensation de déchirement, des fourmillements passagers, des élancements rapides et instantanés, des pulsations permanentes. Cette douleur a pour caractère constant d'offrir des rémissions et des paroxismes; souvent elle cesse et reparaît subitement sans motif appréciable. La pression des troncs ou des filets nerveux affectés, même dans la plus grande intensité des paroxismes, calme plutôt la douleur qu'elle ne l'augmente, ou s'il arrive qu'elle la détermine, jamais alors elle ne donne lieu à cette variété de sensations propres à la névralgie; c'est un engourdisse-

ment des parties comprimées, mais non une douleur lancinante s'irradiant dans le trajet du nerf. Les téguments qui
recouvrent la partie affectée n'offrent en général aucune
rougeur, aucun gonflement, aucun changement appréciable; souvent la chaleur diminue la douleur, d'autres fois
elle l'exaspère, et alors le froid la soulage. La névralgie est
susceptible de passer d'un nerf à un autre avec une rapidité extrême. Cette maladie peut attaquer la plupart des
nerfs du corps. Comme ses symptômes sont toujours les
mêmes, je n'indiquerai que les deux principales variétés.

NÉVRALGIE FACIALE.

Douleur fixée sur les branches faciales de la portion dure
de la septième paire, le nerf frontal, le sous-orbitaire, le
mentonnier, les nerfs dentaires supérieurs et le naso-pala-
tin. C'est dans cette névralgie, qui souvent est intermittente, que les douleurs sont les plus atroces et les plus
variables; c'est à cette espèce que les caractères que je
viens d'indiquer se rapportent particulièrement. Les paroxismes n'ont ordinairement que peu de durée, mais se
répètent très-fréquemment.

MIGRAINE.

Dans cette variété, la douleur est gravative, lancinante
et brûlante; quelquefois elle s'étend d'une tempe à l'autre,
mais plus souvent elle n'occupe qu'un seul côté du front.
Constamment, dans les deux cas, elle ne se fait sentir au
début de l'accès que vers la région des sinus frontaux.
Les débuts des maux de tête sont presque toujours brus-
ques, ils s'annoncent par un ensemble de malaises indéfi-
nissable, par du froid aux pieds, par une douleur légère
et comme contusive. On a de la tendance à porter sa main
sur le front, les paupières se ferment involontairement, de
fortes pulsations se font sentir dans les artères temporales;
ce qui entoure celui qui souffre lui devient insupportable;
le moindre bruit, le plus petit éclat de lumière, la plus
faible odeur, le plus léger mouvement, tout concourt à
augmenter son anxiété; des bâillements, des nausées, sui-
vies quelquefois de vomissements, le plus souvent sans

aucun soulagement, voilà les symptômes que j'ai souvent
observés dans les accès de cette maladie.

MÉDICATION CURATIVE.

Les personnes atteintes de cette maladie doivent toujours
débuter leur traitement par la prise des pilules dépuratives
de Golvin, et ensuite elles se mettront à l'usage des pilules
anti-névralgiques du même nom. Voir le mode d'emploi
de ces pilules à la fin de cette petite brochure.

Paris, 15 novembre 1862.

Monsieur,

Mille et mille actions de grâces vous soient rendues! Enfin je suis
revenue à la vie et au bonheur, et ce sont vos conseils qui ont opéré
ce miracle. Vous savez que depuis plus de dix ans j'étais tourmen-
tée d'une maladie nerveuse qui, chaque jour, à chaque instant, me
faisait désirer la mort. A l'âge de trente-deux ans, plus de jouis-
sance pour moi; nulle saison, nul spectacle, nulle fête ne pouvaient
faire diversion à mon supplice : partout je portais avec moi la souffrance et l'ennui. Oh! si j'avais une ennemie, je ne lui souhaiterais
qu'une névralgie continue aussi vive que celle qui m'a privée du
bonheur pendant les plus belles années de ma vie. Lorsque je vous
consultai, vous ne pûtes vous empêcher de m'exprimer toute la
peine que vous causait ma triste situation. La part que vous pa-
raissiez y prendre, me fit naître l'espérance que j'en sortirais par
l'effet de votre médication; j'en ai fait l'usage que votre sagesse
m'a prescrit. Je suis guérie, et, depuis plus de deux ans, ma tête
libre me fait chérir cette existence que je détestais. Mon mari et mon
fils sont au comble de la joie de voir, l'un sa femme, et l'autre sa
mère, tranquille, gaie et toujours disposée à partager leurs occupa-
tions. Que ne puis-je avoir cent voix pour annoncer partout les bien-
faits de votre traitement! et quel redoutable fléau il est pour les
névralgies les plus invétérées!

Recevez mes salutations,

Adèle CROSSEAU, femme HALEITZ.

Faubourg du Temple 84, à Paris.

———

Andrésy, le 4 février 1863.

Monsieur,

Combien vous dois-je de remerciments et de reconnaissance! atteinte depuis longues années d'une migraine qui me faisait horriblement souffrir, oui, horriblement souffrir, car les accès de dou-

leurs que je ressentais, me mettaient dans un état pitoyable, même à me faire méconnaître ceux qui me sont le plus chers sur la terre d'ici-bas! Oh! quelle souffrance atroce est la migraine! et quel bonheur pour moi d'en être débarrassée. Grâce à votre traitement, monsieur, je suis radicalement guérie. Nulle crise depuis deux ans.

Agréez, je vous en prie, mes sincères salutations,

ROSALIE, femme GOSSELIN.

Andrésy, le 15 mars 1863.

Monsieur,

Depuis bien longtemps j'étais affectée d'une douleur névralgique des plus violentes. L'extraction des dents était pratiquée chez moi comme moyen curatif, mais hélas! ce moyen barbare ne laissait après lui que de plus cruelles souffrances.

Votre traitement, monsieur, m'a guérie de cette affreuse douleur, veuillez en recevoir les plus sincères remercîments.

ANGÉLIQUE, femme VALLIN.

Andrésy, le 12 mai 1863.

Au docteur Golvin.

Hélas! monsieur, s'il est une créature sur terre qui vous doive une reconnaissance, et sincère et profonde, j'en suis une des premières. Atteinte depuis plus de six ans d'une névralgie des plus intenses, j'ai enduré pendant ces six années les plus horribles souffrances; inutile de dire que j'ai consulté plus de cent fois des docteurs des plus distingués, mais leurs prescriptions n'ont produit aucun changement à mon état de souffrance, et mon dernier médecin, probablement fatigué de moi, me parla de me brûler un nerf à l'oreille; je n'ai pas consenti à cette médication inhumaine et me résignai de nouveau à souffrir jusqu'au moment d'une mort prématurée que je réclamais de toutes mes forces. Lorsque le hasard voulut que je fisse la rencontre d'un homme de haute dignité du barreau de Paris, qui me cita plusieurs cures merveilleuses opérées par vous, et m'engagea à suivre votre traitement. Je suivis ces conseils, et votre médication a rendu une épouse à son mari et une mère à ses enfants.

Oh! que ne puis-je avoir des millions de voix pour publier partout ma guérison! Combien me féliciterais-je de faire partout des heureux.

Recevez, je vous prie, monsieur, les remercîments les plus profonds de l'âme de votre très-humble servante que vous avez su échapper de la mort.

Antoinette FOUQUE, femme FOUQUE, jardinier de l'avocat Fauvel.

Paris, le 10 juillet 1863.

Cher docteur,

Veuillez me permettre de **vous exprimer**, du plus profondément du cœur, le bien que j'éprouve de votre traitement. Depuis environ deux mois que j'en fais usage, je suis la plus heureuse du monde. Mes souffrances cruelles, perçantes, déchirantes, sont vaincues.

Les personnes qui m'ont donné votre adresse m'ont rendu un très-grand service, malheur à moi de ne vous avoir connu plutôt. Combien d'argent et de douleurs vous m'auriez épargnés? Pendant plus de cinq ans dans les mains des médecins les plus en renommée de la capitale, qui ont essayé sur ma personne mille et mille moyens sans succès, jusqu'aux frictions même les plus énergiques qui m'ont enlevé toute la peau du corps; j'étais devenue comme une écrevisse, je ne pouvais plus me défendre que par mes dents de la torture dont je devais en supporter le supplice; j'étais enfin la martyre de ces messieurs.

Puissent, les malades abandonner dès maintenant tous ces moyens factices et ne faire aucun usage désormais que de votre médication dépurative qui est le seul et unique moyen de guérir les maladies.

Femme CALIPPE,

Quai d'Ivry, gare prolongée, à Paris.

NOUVELLE DÉCOUVERTE

BAUME VÉGÉTAL CONTRE LA BRULURE ET TOUTES SORTES DE BLESSURES.

Depuis bien longtemps la société attend de la science médicale un remède contre la brûlure, qui puisse, en quelques minutes, en quelques heures, ou tout au plus en quelques jours, la guérir sans laisser sur la peau aucune trace de lésion.

Une multitude de moyens ont été mis en usage pour remplir ce but; mais jusqu'ici aucun d'eux n'a complètement réussi.

La brûlure est une lésion plus ou moins grande, produite sur une partie quelconque du corps par l'action d'une substance échauffée à un très-haut degré. La gravité de cette lésion varie suivant la nature de la substance qui en est la cause, l'intensité du calorique, et le temps pendant lequel la substance est restée en contact avec la partie affectée.

1º Dans le premier degré, la partie est rouge, tuméfiée, douloureuse et chaude ;

2º Dans le deuxième degré, l'on observe des phlyctènes remplies d'une sérosité jaunâtre, qui paraissent plus ou moins longtemps après l'accident ;

3º Dans le troisième degré, la partie lésée présente une escharre noirâtre et dure, d'autres fois jaunâtre et molle ; si la brûlure n'a que peu d'étendue et de profondeur, il n'y a à craindre que des accidents locaux ; mais, si elle est étendue en même temps que profonde, de nombreux accidents surviennent, et la mort même a souvent lieu.

Les médicaments employés jusqu'à ce jour sont :

« L'eau glacée, l'irrigation d'eau froide, la pulpe de pomme de
» terre, les fomentations éthérées, le lait virginal, l'eau végéto-mi-
» nérale, l'eau de Goulard, le liniment oléo-calcaire, le pansement
» avec le coton cardé, les fomentations au chlorure de soude, le
» baume samaritain, le cérat de Galien, de Turner, de Goulard, de
» laurier-cerise, saturné, saturné camphré, l'onguent d'Arcœus,
» d'Althœa, les bains prolongés, le collodion élastique de Robert-
» Latour, le papier chimique, les bains astringents, la teinture de
» benjoin, d'aloès, le chlore, etc. »

Tous ces remèdes sont bons, mais, pour opérer la guérison, il faut en faire, pendant des semaines, des mois même, un usage constant. Encore laissent-ils subsister des traces de la lésion.

La brûlure devrait tenir une large place dans la thérapeutie, puisqu'elle peut atteindre tout le monde, depuis le paysan, dans sa modeste chaumière, jusqu'aux habitants des palais les plus somptueux.

Combien ne voyons-nous pas d'ateliers de tous genres où des masses d'ouvriers réunis sont susceptibles d'être atteints par la brûlure! Combien ne voyons-nous pas de petits enfants qui, négligés par la nourrice ou par la bonne à qui on les avait confiés, deviennent victimes de pareils accidents, et en conservent de livides cicatrices qui les défigurent à tout jamais!

Si l'on possédait un remède qui pût guérir le mal en quelques minutes, en quelques heures, ou tout au plus en quelques jours, n'aurait-on pas raison de s'en féliciter? Assurément oui ; or, le remède que j'ai découvert doit remplir ce but, ainsi qu'on pourra s'en convaincre d'après les indications qui suivent :

Mademoiselle HAMOT, lingère à Cergy, brûlure au bras, produite par un fer à repasser. Guérison en vingt minutes.

Mademoiselle GEOFFROY, blanchisseuse au même lieu que la précédente, brûlure au doigt, produite également par un fer à repasser. Guérison en dix minutes.

Mademoiselle FAVAUDON (Annette), avenue Percier 8, à Paris, brûlure grave aux doigts de la main. Cette brûlure datait de douze jours; peu d'amélioration par tous les moyens mis ordinairement en usage. Aussitôt l'application du baume végétal, plus de douleur. Guérison radicale en trois jours. Cette demoiselle a repris ses travaux de couturière, qu'elle avait été forcément obligée d'abandonner pendant quinze jours.

Une dame voisine de la précédente, brûlure au pouce. Guérison en quelques minutes; mademoiselle Favaudon lui avait donné du baume végétal.

M. DEMACHY, à Cergy; son enfant, âgé à peine de trois ans, brûlure grave occupant la moitié de la face, l'épaule, le cou et la main droite. Cette brûlure était produite par du bouillon gras bouillant tombé sur l'enfant. Les cris déchirants de cet enfant ont cessé au bout de deux minutes de l'application du baume végétal. Guérison radicale en quatre ou cinq jours, sans trace.

Au Brésil, ce 7 novembre 1861.

Monsieur,

Sa Majesté l'Empereur a daigné recevoir, avec les expressions de votre respect, le remède pour guérir la brûlure sans laisser aucune trace de lésion, et m'a ordonné de vous remercier en son auguste nom.

En m'acquittant de ce devoir, j'ai en même temps l'occasion de vous féliciter d'une découverte qui intéresse l'humanité.

Le conseiller majordome,

BARBOYA DA SYLVA.

Meulan, le 9 décembre 1862.

Mon cher et honoré confrère,

J'éprouve un vrai plaisir à vous signaler plusieurs résultats très-satisfaisants que j'ai obtenus de votre Baume végétal contre la brûlure.

Dans quatre cas où je l'ai employé (brûlure au second degré), je n'ai eu qu'à me louer de son efficacité et de la promptitude de son action.

Agréez, etc.,

Le docteur SIMONNET.

———

Pontoise, 11 janvier 1863.

Monsieur,

Permettez-moi de vous remercier du grand service que vous avez rendu à ma femme en la sauvant d'une brûlure profonde et large de cinq centimètres, faite au bras avec un fer à repasser.

Brûlure existant déjà depuis cinq jours lorsque j'ai fait usage de votre baume végétal contre la brûlure. Grâce à vous, trois jours après, aucune trace sur le bras.

Veuillez agréer, Monsieur, etc.,

FRENEAU,

Receveur de grande vitesse à la gare de Pontoise, chemin de fer du Nord.

———

Montataire, le 12 mars 1863.

Monsieur,

L'essai que nous avons fait du Baume végétal contre la brûlure, que vous nous avez adressé, nous ayant procuré toute satisfaction, nous venons vous prier de vouloir bien nous expédier, au reçu de cette lettre, une douzaine de vos flacons contenant ce remède contre la brûlure.

Agréez, Monsieur, etc.,

A. GIBON,

Directeur des forges et fonderies de Montataire (Oise).

———

La Tuilerie, commune de Lommoye, le 12 mars 1863.

Monsieur,

La brûlure grave qui m'était produite par de la lessive bouillante à la face, m'inquiétait beaucoup, mais, grâce à votre Baume végétal, après trois ou quatre jours de son usage, je n'avais plus ni mal ni trace de lésion.

Je vous prie, monsieur, de vouloir bien recevoir la sincère et profonde reconnaissance de votre très-humble servante.

Marie-Floria MAILLARD, femme POULAILLER.

2.

Les Hamelles de Breval, ce 10 mars 1863.

Monsieur,

Tombé sur un brasier ardent, mon enfant était atteint d'une brûlure très-grave occupant toute la face et le cou. Depuis environ quinze jours, mon enfant reçut les soins mis ordinairement en usage contre la brûlure : pommades, cérat, etc., sans avoir pu obtenir aucun soulagement. La face était tellement gonflée, que ses deux yeux étaient recouverts d'une grosse croûte; une suppuration abondante s'étant établie, je craignais pour la vue et même pour la vie de mon pauvre petit garçon, à peine âgé de onze mois; mais, monsieur, grâce à votre précieux Baume végétal, au bout de huit jours d'emploi de ce remède, tout a disparu sans laisser aucune trace.

Votre Baume végétal, monsieur, est un trésor indispensable dans tous les ménages, grands ou petits.

Veuillez agréer, monsieur, mes bien sincères remercîments,

Alphonse GENJEAN.

———

Paris, ce 9 avril 1863.

Monsieur,

Je vous remercie beaucoup du nouveau flacon de votre Baume végétal que vous avez eu la bonté de me faire remettre. Les nombreux cas de brûlure pour lesquels mes voisins sont venus m'en demander cet hiver, avaient épuisé ma provision.

L'efficacité de ce baume ne s'est démentie en aucun cas, quelque grave que fût la blessure ou la brûlure, et, quoique tardivement appliqué, il a toujours produit son effet et calmé la douleur instantanément. C'est un témoignage que je crois devoir accorder à ce produit de la science, en reconnaissance du bien qu'il a déjà fait et qu'il ne peut manquer de faire chez toutes les personnes qui en feront usage.

J'ai l'honneur d'être, monsieur, votre très-dévoué serviteur,

CHABAILLE,

Négociant, 12, rue aux Ours, à Paris.

———

Paris, le 14 avril 1863.

Monsieur,

Par votre découverte du Baume végétal contre la brûlure, vous avez rendu un grand service à tout le monde, car je dois en juger pour tous comme pour moi.

Depuis que mon ouvrière et moi nous faisons usage de votre Baume végétal contre la brûlure, nous n'avons plus à craindre ni souffrance ni impossibilité de travailler, ni traces livides que la brûlure laisse après elle, et, ce qui est de la plus haute importance encore, c'est que, une minute ou deux après l'application de votre Baume végétal sur la brûlure, la douleur a complétement disparu, tandis que par tous les autres moyens employés jusqu'à votre remède, on devait souffrir pendant des semaines, des mois mêmes, et encore il s'en suivait une trace livide à tout jamais défigurable.

Honneur donc à vous, monsieur; vous avez rempli un grand vide dans la pharmacie. J'espère que le monde tout entier vous en saura gré.

Quant à moi, monsieur, veuillez, dès maintenant, recevoir mes très-sincères remercîments, avec lesquels j'ai l'honneur d'être votre très-humble servante,

Dame HALEITZ,

Blanchisseuse de fin, 84, faubourg du Temple, à Paris.

Vincennes, ce 21 avril 1863.

Monsieur,

Je vous suis très-reconnaissant de la bonté que vous avez eue de m'envoyer un nouveau flacon de votre Baume végétal contre les blessures et les brûlures. Après avoir reconnu son efficacité, je n'ai pas craint d'en recommander l'emploi à mes amis et à mes voisins, et tous ceux à qui j'en ai donné s'en sont parfaitement trouvés; de là l'épuisement rapide de ma petite provision, que votre récent envoi vient de renouveler.

Je vous prie d'agréer, Monsieur, etc., .

CHABAILLE,

Littérateur, 63, rue de la Prévoyance, à Vincennes.

Ces quelques cures prouvent assez que mon baume végétal est au-dessus de tous les autres moyens employés jusqu'à ce jour pour guérir la brûlure.

VOICI SON MODE D'EMPLOI :

1° Si la brûlure est superficielle et n'a pas mis les chairs à découvert, on lotionne immédiatement avec le remède, la partie affectée, on réitère cette lotion deux ou trois fois, en laissant dix minutes d'intervalle entre chacune d'elles;

2⁰ Si la brûlure a fait une légère plaie, on lotionne avec le remède toute la surface brûlée, ainsi qu'il a été dit ci-dessus au paragraphe 1er, puis on réitère cette lotion toutes les deux heures jusqu'à parfaite guérison;

3⁰ Si la brûlure fait au contraire une plaie très-pro-fonde, on prend un verre d'eau dans lequel on ajoute une forte cuillerée à bouche du remède, et on lotionne la par-tie brûlée jusqu'à extinction du mélange, puis aussitôt on lotionne avec le baume pur, ensuite l'on réitère cette dernière lotion toutes les deux ou trois heures jusqu'à parfaite guérison.

Le baume végétal, mis en contact avec la partie lésée, produit une vive cuisson qui dure deux ou trois secondes, emportant la douleur vive qui toujours complique la brû-lure.

On aura toujours soin de ne recouvrir la partie brûlée d'aucun linge lorsqu'elle se trouve imprégnée du remède.

Le baume végétal guérit encore le plus promptement possible les contusions et toutes les plaies récentes pro-duites par une arme à feu ou par un instrument tran-chant.

MODE D'EMPLOI DANS CES DERNIERS CAS.

Pour les contusions, on lotionne la partie contusionnée avec le remède pur, toutes les dix minutes jusqu'à par-faite résolution.

Pour les plaies produites soit par une arme à feu, soit par un instrument tranchant, on agit comme il a été in-diqué au paragraphe 3, pour la brûlure.

Prix : 6 fr., y compris l'instruction, qui doit accompa-gner chaque flacon.

PILULES DÉPURATIVES DE GOLVIN

POUR GUÉRIR LES MALADIES.

LEUR MODE D'EMPLOI.

Au-dessous de 10 ans, une pilule le soir, trois heures après le dernier repas.

De 10 à 70 ans, la dose ordinaire est de deux pilules prises également le soir, trois heures après le dernier repas ; et au-dessus de soixante-dix ans, une pilule prise à la même heure que dessus.

On prend ces pilules dans un peu de confiture, dans une cuillerée de soupe, dans une cuillerée d'eau sucrée ou dans un peu de pomme cuite.

On doit se bien nourrir en faisant usage de ces pilules. Le bon vin convient. On doit prendre de ces pilules plusieurs jours de suite, se reposer un ou deux jours et recommencer, et ainsi de suite, jusqu'à parfaite guérison.

Si les pilules occasionnent quelques coliques, il suffit de prendre une ou deux tasses d'infusion de fleurs de tilleul, chaude et sucrée.

Ces pilules ont la vertu de purifier le sang, et sont indispensables dans toutes les maladies, dans les convalescences, dans les moindres indispositions, etc.

DOULEURS NÉVRALGIQUES. — MIGRAINE

MÉDICATION CURATIVE.

Les personnes atteintes de douleurs névralgiques, de migraine, doivent toujours débuter leur traitement par la prise des pilules dépuratives, en se conformant exactement à leur mode d'emploi ci-dessus expliqué, puis, deux ou trois jours après avoir usé une boîte de ces pilules, elles feront usage des pilules anti-névralgiques de Golvin, ainsi qu'il suit :

1er jour, une pilule le matin à jeun, environ deux ou trois heures avant le déjeûner ;

2e jour, une pilule le matin et une le soir, deux ou trois heures après le dernier repas ;

3e et 4e jour, une pilule le matin, une à midi, deux heures avant ou deux heures après le repas, et une le soir ;

5e et 6e jour, deux pilules le matin, une à midi et une le soir ;

7e et 8e jour, deux pilules le matin, une à midi et deux le soir ;

9ᵉ jour et les jours suivants, deux pilules le matin, deux à midi et deux le soir, jusqu'à l'épuisement des 40 pilules contenues dans la boîte. Les malades suivront ces deux médications alternativement jusqu'à parfaite guérison, qui ne se fera pas longtemps attendre.

Il en sera de même dans les névralgies dorso-intercostale, lombo-abdominale, crurale, sciatique et enfin dans les névralgies générales.

La boîte de 40 pilules anti-névralgiques de Golvin, se vend 4 fr., y compris l'instruction qui doit accompagner chaque boîte.

Le baume végétal, les pilules dépuratives et les pilules anti-névralgiques de Golvin, se vendent chez :

MM. FLEURY, pharmacien à Pontoise (Seine-et-Oise).
SOUDAN, pharmacien à Mantes (Seine-et-Oise).
BONNAMY, pharmacien à Saint-Germain-en-Laye (Seine-et-Oise).
MENIER, droguiste, rue Sainte-Croix-de-la-Bretonnerie 37, à Paris.
FERRAND, pharmacien, rue du Faubourg-Saint-Honoré 20, à Paris.
TRUELLE et FEYEUX, droguistes, rue de la Verrerie 15, à Paris.
TRAVERSE, pharmacien, boulevard Beaumarchais 79, à Paris.
POUMIER, pharmacien à Sens (Yonne).
POTTIER, pharmacien à Auxerre (Yonne).
CHAUVIÈRE, pharmacien à Chartres (Eure-et-Loire).
JACQUOT, pharmacien à Évreux (Eure).
NEVEU, pharmacien rue Ganterie 26 *bis*, à Rouen (Seine-Inférieure).
Et dans toutes les bonnes Pharmacies.

Chaque boîte est cachetée en cire rouge portant l'empreinte du cachet FLEURY, pharmacien.

___

A la faveur d'une pratique laborieuse et suivie, j'ai eu le bonheur de faire l'appréciation des moyens curatifs des meilleurs auteurs, contre les maladies chroniques. Cette appréciation est la plus utile de celles que le public attend depuis des siècles, puisque, sans ces moyens, on ne peut prolonger sûrement l'existence humaine jusqu'au terme le plus rapproché des bornes que le Suprême créateur y a mises. La preuve de cette appréciation ne saurait être équivoque ; elle repose sur un grand nombre de guérisons que j'ai opérées dans les cas de maladies chroniques et réputées incurables ou mortelles, suivant la théorie, les principes et la méthode ordinaire de les traiter. En faveur de mon zèle pour le bien de l'humanité entière, mes lecteurs voudront bien pardonner à la faiblesse de ma diction. Je laisse les belles phrases au beau style, persuadé que rien n'est préférable à la faculté de penser juste, et que la vérité parlante est tout ce qu'il y a d'intelligible pour se faire entendre de tous.

Le docteur GOLVIN,

Médecin de la Faculté de Paris.

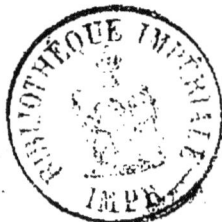

POISSY. — TYP. ET STÉR. DE AUG. BOURET.

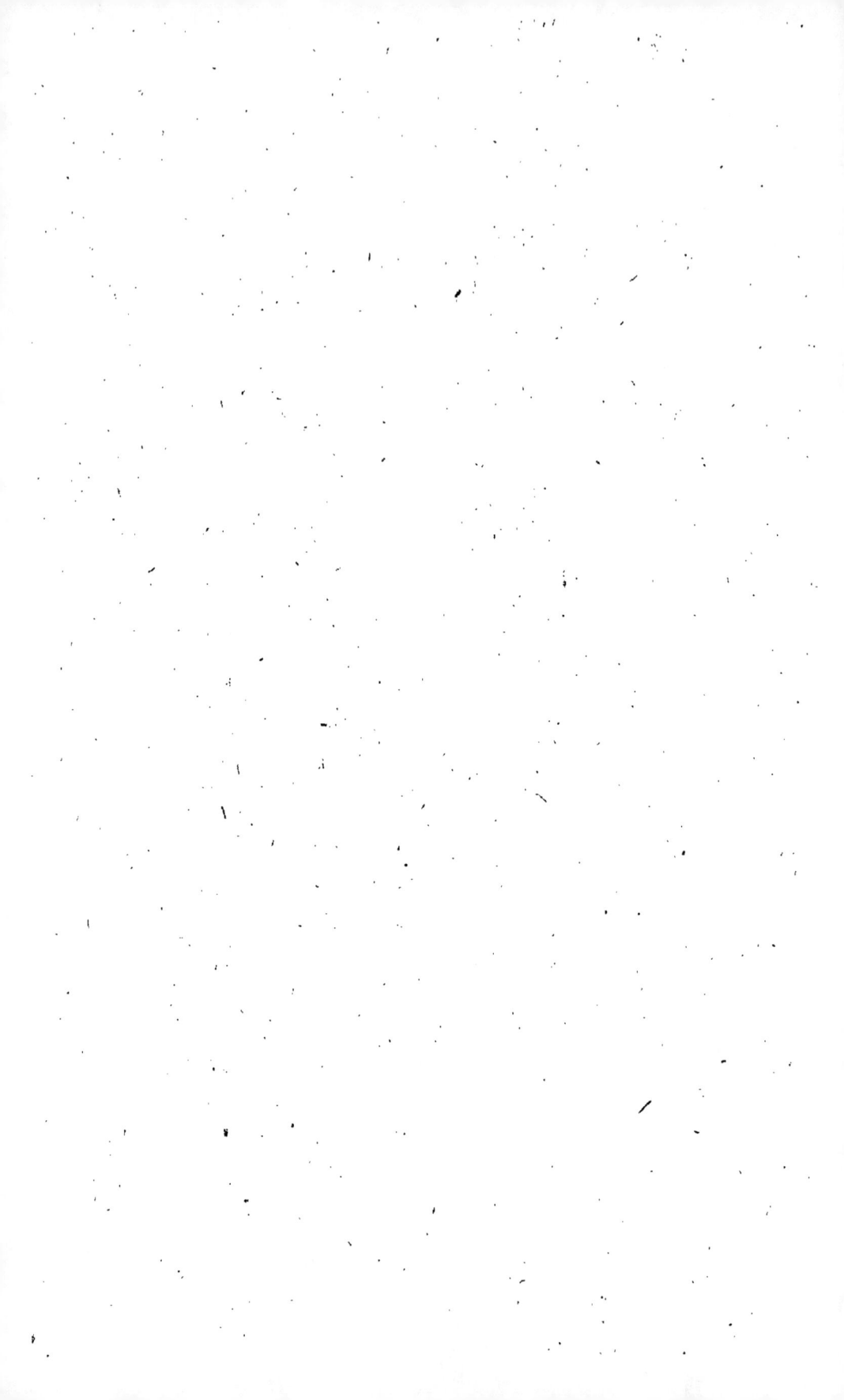

www.ingramcontent.com/pod-product-compliance
Lightning Source LLC
Chambersburg PA
CBHW071441200326
41520CB00014B/3792